Te $\frac{108}{38}$

DES FRACTURES
DE L'OLÉCRANE

SANS ÉCARTEMENT DES FRAGMENTS

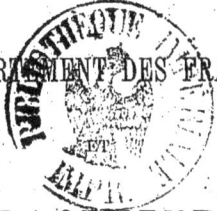

SANS DÉPLACEMENT EN HAUT

DU FRAGMENT SUPÉRIEUR

PAR M. BARDINET

DIRECTEUR DE L'ÉCOLE DE MÉDECINE ET DE PHARMACIE
DE LIMOGES
MEMBRE CORRESPONDANT DE L'ACADÉMIE DE MÉDECINE DE PARIS

LIMOGES

IMPRIMERIE DE CHAPOULAUD FRÈRES

Rue Montant-Manigne, 7

—

1868

DES

FRACTURES DE L'OLÉCRANE

SANS ÉCARTEMENT DES FRAGMENTS

ET

SANS DÉPLACEMENT EN HAUT

DU FRAGMENT SUPÉRIEUR

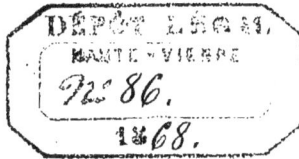

DES

FRACTURES DE L'OLÉCRANE

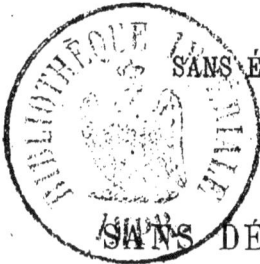

SANS ÉCARTEMENT DES FRAGMENTS

ET

SANS DÉPLACEMENT EN HAUT

DU FRAGMENT SUPÉRIEUR

> « Cette fracture n'est point aussi rare que
> semble l'indiquer le silence des auteurs,
> et son traitement mérite d'ailleurs des
> attentions superflues dans la plupart des
> autres maladies de ce genre.....
> » Desault. »

J'ai eu occasion d'observer, il y a plusieurs années, une fracture de l'olécrâne sans déplacement en haut du fragment supérieur.

Quand je fléchissais l'avant-bras, il se produisait un écartement assez considérable ; mais celui-ci disparaissait complètement dans l'extension, et les fragments venaient pour ainsi dire d'eux-mêmes se placer en contact.

Il me sembla que, dans de pareilles conditions, je devais tenter une réunion immédiate ; et, contrairement à ce qui se pratique trop généralement en France, je maintins

1868

l'avant-bras complètement étendu à l'aide d'un appareil inamovible.

J'obtins une réunion des plus exactes, et mon malade n'eut à se plaindre ni de vives douleurs pendant le traitement ni d'ankylose plus ou moins complète après la guérison.

J'ai observé l'année dernière un deuxième fait tout semblable au premier : j'ai eu franchement recours à l'extension, à l'extension complète, maintenue à l'aide d'une attelle placée à la partie antérieure du membre.

Ce traitement a été supporté sans peine, et m'a donné le meilleur résultat : les fragments se sont soudés directement, de la manière la plus régulière.

J'ai revu le malade il y a quelques jours, et j'ai pu constater qu'il n'y avait ni déformation ni gêne dans les mouvements.

Je voulais d'abord publier simplement ces deux faits : les fractures de l'olécrâne sont assez peu communes pour qu'il y ait encore intérêt à en recueillir de nouveaux cas.

Mais j'ai été graduellement conduit à faire quelques recherches et quelques expériences cadavériques. Il m'a semblé que leur résultat pouvait éclairer certains points restés obscurs ou incomplètement étudiés, et je les joins à mes observations comme leur commentaire et leur complément naturel.

Desault et Bichat disaient, en parlant de la fracture de l'olécrâne : « Il arrive ici ce qu'on observe constamment dans les fractures de la rotule. Le triceps extenseur, n'ayant plus dans la continuité du cubitus une résistance à ses contractions, entraîne en haut le court fragment auquel il adhère, produit entre lui et l'inférieur un intervalle plus ou moins considérable, et donne lieu à la plupart des autres signes caractéristiques ».

Ces paroles ont été prises trop souvent à la lettre. La plupart des chirurgiens se sont persuadé qu'il ne pouvait y avoir de fracture de l'olécrâne sans intervention active du triceps, et, partout où ils ne voyaient pas un déplacement manifeste du sommet de l'olécrâne et un écartement considérable entre les deux fragments, ils ne supposaient pas qu'il pût y avoir de fracture de l'olécrâne.

Ils se trompaient cependant, et l'on peut, je crois, établir : 1° que les cas de fracture de l'olécrâne sans écartement des fragments ne sont rien moins que rares; 2° que, dans les cas où un écartement se produit, le déplacement en haut du fragment supérieur est loin d'y concourir pour une aussi grande part qu'on le croyait autrefois; 3° que cet écartement est surtout produit par la flexion de l'avant-bras, et qu'on le fait presque toujours complètement disparaître à l'aide d'une franche extension.

I.

1°. — *Fractures de l'olécrâne sans écartement des fragments.* — Les cas de fracture sans écartement ne sont plus rares aujourd'hui : Monteggia, Earle, A. Cooper, Sanson, etc., en ont recueilli un certain nombre, et les ont parfaitement constatés.

Or il n'est pas douteux que dans des cas de ce genre on n'ait souvent méconnu la fracture, et diagnostiqué une simple contusion de l'articulation du coude : à côté des faits constatés, on est donc obligé de faire une large part aux faits certains mais méconnus.

A ceux qui pourraient conserver à cet égard quelques doutes il me suffira de citer le fait suivant, rapporté par *l'Union médicale* (1847, p. 23) :

Observation. — Un homme est entré dans le service de M. Roux, après avoir fait une chute sur le coude. Il survint immédiatement après l'accident, à la partie postérieure de l'articulation huméro-cubitale, un gonflement inflammatoire assez marqué, qui ne céda qu'au bout de quelques jours à l'emploi des résolutifs. Tant qu'il exista, on pouvait être fondé à lui attribuer la douleur que ressentait le malade cherchant à imprimer à son avant-bras, qu'il maintenait dans une attitude moyenne entre la flexion et l'extension, des mouvements un peu étendus, surtout dans le sens de la flexion. La douleur, que le malade rapportait constamment à un point fixe en regard de l'olécrâne, et qui augmentait lorsqu'il essayait d'étendre l'avant-bras par la contraction spontanée du muscle triceps, éveilla l'attention de M. Roux, qui se demanda s'il n'était pas possible que l'olécrâne fût fracturé sans qu'il y eût un déplacement appréciable du fragment supérieur.

Il dirigea ses recherches dans le sens d'une fracture probable, et il vint à bout de pouvoir saisir sous les parties molles, encore un peu tuméfiées, le sommet de cette apophyse, et de lui imprimer un mouvement de latéralité en sens contraire, qui permit d'apprécier la mobilité, et même de constater la crépitation.

Si un chirurgien comme Roux a passé plusieurs jours sans reconnaître une fracture de l'olécrâne, et n'est parvenu à la diagnostiquer d'une manière positive qu'après la disparition du gonflement, on peut croire que bien d'autres, moins expérimentés et moins habiles, se seront trompés dans des cas analogues. — Il faudra donc à l'avenir, quand on voudra établir le diagnostic différentiel des lésions que peut produire une chute sur le coude, faire une plus large part à la fracture de l'olécrâne.

2°. — *Fracture avec écartement, mais sans déplacement en haut du fragment supérieur.* — Je vais citer maintenant à l'appui de ma deuxième proposition un fait qui m'est personnel, et dans lequel il se produisait un écartement assez considérable, sans que cet écartement dépendît en aucune façon d'un déplacement en haut du fragment supérieur.

Il n'existait dans ce cas aucun épanchement, aucune tuméfaction au niveau de la fracture, et cette circonstance m'a permis d'arriver immédiatement à un diagnostic précis.

Observation. — Le 10 octobre 1851, un manœuvre de mon voisinage montait une pile de bois. Celle-ci roule sur lui, et le renverse. Il tombe sur le coude, éprouve une vive douleur, et s'écrie aussitôt qu'il a le bras cassé.

J'arrive quelques instants après, et je constate une fracture transversale de l'olécrâne, située à la base de cette apophyse.

Il n'y a aucun gonflement aux parties molles, de sorte que la solution de continuité est aussi facile à reconnaître au simple toucher que si l'os était complètement à nu.

Quand l'avant-bras est étendu, l'écartement est nul, et ne permet de reconnaître qu'une sorte de raînure transversale; mais je constate facilement alors la mobilité en travers du fragment supérieur et la crépitation qui résulte de son déplacement.

Quand je fléchis l'avant-bras, l'écartement augmente, et permet au doigt de se placer entre les fragments du cubitus; mais cet écartement résulte uniquement de ce que le fragment inférieur du cubitus s'éloigne de l'olécrâne dans la rotation qu'il exécute autour de la trochlée humérale quand l'avant-bras se fléchit. Le fragment supérieur reste immobile dans sa position normale, et il suffit d'étendre l'avant-bras, sans chercher à abaisser l'olécrâne pour que les deux fragments se trouvent dans un contact parfait.

Je m'en assure, à différentes reprises, de la manière la plus précise.

Voyant avec quelle facilité la coaptation s'établit, je place l'avant-bras dans l'extension, n'agis que très-légèrement sur le fragment supérieur pour le maintenir, et enveloppe tout. le membre d'un appareil inamovible.

35 jours après, j'enlève l'appareil : la soudure paraît parfaite.

J'imprime alors à l'avant-bras des mouvements de flexion, pendant lesquels, appliquant sur la partie antérieure et inférieure du bras les quatre derniers doigts de la main, je mets le pouce sur le sommet de l'olécrâne, et pousse de haut en bas cette apophyse, de manière à lui faire suivre le cubitus dans tous ses mouvements de flexion.

Au bout de deux mois, la réunion est parfaite. On ne sent plus entre les fragments, me dit le malade lui-même « qu'une couture ».

Les mouvements de l'avant-bras sont faciles dans la plus grande partie de leur étendue : il n'y a de gêne que dans la flexion et l'extension extrêmes.

Je prescris des bains locaux, des frictions en forme de massage, des mouvements communiqués tous les jours, et graduellement portés jusqu'à leur extrême limite.

J'ai revu le malade quelques mois plus tard : les mouvements s'exécutaient avec une entière liberté.

Voici une nouvelle observation établissant, comme la première, que l'écartement est bien produit par la flexion de l'avant-bras, et que l'extension du membre le fait cesser d'une manière complète :

2ᵉ *Observation*. — Le 30 juin 1866, un jeune homme de vingt-six ans, M. P...., fait une chute violente, et tombe, le coude en avant, sur un pavé à rebords durs et tranchants, pavé particulier à Limoges, et fait avec des fragments de *gazettes* (cassettes) à porcelaine.

M. P.... éprouve aussitôt une vive douleur au coude, et ne peut faire mouvoir l'avant-bras. Un gonflement considérable se manifeste.

M. le docteur Thouvenet, appelé aussitôt après l'accident, constate que l'olécrâne est fracturé à sa base. Il trouve une mobilité anormale, et détermine de la crépitation.

Peu de temps après j'arrive, et reconnais l'exactitude de ce diagnostic. La flexion de l'avant-bras augmente l'écartement; l'extension le fait disparaître.

D'accord avec M. Thouvenet, je place l'avant-bras dans une extension complète sur le bras. Pour obtenir ce résultat, je mets sur la partie antérieure du membre, bien matelassée au préalable, une longue attelle très-légère, mais assez forte pour bien résister aux mouvements de flexion. J'applique par-dessus une bande roulée, très-modérément serrée; je multiplie les tours, au-dessus de l'olécrâne un peu plus qu'ailleurs, et le soin que j'ai eu de mettre sur l'apophyse une compresse pliée en plusieurs doubles rend leur action sur ce point un peu plus énergique que sur les parties voisines.

Cet appareil n'a rien de douloureux, et, malgré la tuméfaction des parties molles au voisinage de la fracture, est très-bien supporté.

Je le renouvelle plusieurs fois pendant la première semaine, en ayant soin simplement de faire maintenir le membre bien étendu : aucun déplacement ne se manifeste.

Le malade garde le lit pendant quelques jours ; mais enfin je le fais lever, et le place dans les conditions suivantes : assis sur un fauteuil à la Voltaire, il a près de lui une petite table, qui arrive jusqu'à la hauteur de son aisselle ; il y place facilement le bras étendu, et y trouve une bonne position.

Pour lui faire prendre plus aisément patience, je remplace quelquefois la table horizontale par une planchette légèrement inclinée en forme de pupitre ; la main se trouve dans une position un peu déclive. Cette position est donc moins bonne que la précédente ; mais elle est différente, et, à ce titre seul, elle a du prix.

Au 25e jour, je lève l'appareil, et fais exécuter des mouvements de flexion, en ayant soin de presser sur l'olécrâne pour lui faire bien suivre tous les mouvements de l'avant-bras : aucun déplacement ne se produit.

Je replace encore l'appareil, et l'enlève définitivement le 30e jour.

Il y a dans l'articulation une grande raideur ; mais j'explique bien au malade que ce n'est pas là une véritable ankylose, et que, s'il veut faire des efforts sérieux, fréquemment répétés et assez longtemps soutenus, il retrouvera le libre usage de son membre.

Il en a été ainsi de la manière la plus complète et la plus heureuse.

Au moment de publier ce travail (5 avril 1867), j'ai voulu revoir M. P...., et l'examiner avec soin : son olécrâne est parfaitement consolidé, sans écartement appréciable des fragments, et les mouvements du bras sont aussi libres qu'avant la fracture.

II.

Études sur le cadavre.

Moyens naturels de contention des fragments dans les fractures sans écartement. — Recherchons maintenant quelles sont les conditions anatomiques qui peuvent expliquer la fréquence des fractures de l'olécrâne sans écartement considérable des fragments et sans déplacement en haut du fragment supérieur.

Parlons d'abord de ce qui a trait aux fractures du premier genre.

Pour s'étonner de leur fréquence, il faudrait n'avoir pas réfléchi aux nombreux et puissants moyens d'union qui rattachent les deux fragments du cubitus l'un à l'autre après une fracture de l'olécrâne. On cite d'habitude : 1° l'expansion fibreuse qui fait suite au tendon du triceps, et se continue sur le cubitus ; 2° l'extrémité postérieure du ligament annulaire du radius ; 3° la bandelette fibreuse qui paraît avoir été surtout signalée par Astley Cooper, et qui s'étend de l'olécrâne au bord interne de l'apophyse coronoïde.

Voyons quelle peut être la puissance et quel doit être l'effet de ces divers moyens de contention.

1° *Expansion aponévrotique du triceps.* — Quand le tendon du triceps s'est implanté sur la partie la plus élevée de l'olécrâne, il donne naissance à un feuillet qui, se confondant avec le périoste, couvre la face postérieure de l'apophyse d'une couche de tissu fibro-périostique. On peut facilement détacher celle-ci à l'aide de la dissection, et apprécier ainsi son épaisseur ; on peut aussi très-facilement constater sa force en sciant l'olécrâne d'avant en arrière à sa base, sans intéresser le tissu de l'expansion fibreuse. Si l'on vient alors à tirer sur le triceps, on voit que le fragment supérieur du cubitus reste attaché à l'inférieur, et ne s'en détache qu'après d'assez fortes tractions.

2º *Ligament annulaire.* — Je ne puis accorder une aussi grande importance à l'action du ligament annulaire qui maintient la tête du radius contre la petite échancrure sigmoïde du cubitus.

Si l'on veut bien examiner les parties sur le cadavre, on verra que l'extrémité postérieure de ce ligament s'insère sur le cubitus en un point inférieur à la base de l'olécrâne. Quelques fibres peuvent bien remonter un peu plus haut sur l'apophyse en fortifiant la membrane capsulaire, mais elles ne constituent pas le ligament annulaire proprement dit : elles ne peuvent avoir qu'une action insignifiante, et ne méritent vraiment pas qu'on en tienne compte.

Je ne vois qu'un cas dans lequel il pourrait en être autrement : c'est celui d'une fracture très-oblique, qui, partant de la grande échancrure sigmoïde, à la base même de l'olécrâne, se prolongerait, en arrière et en bas, jusqu'à la face postérieure du cubitus. On comprend alors que, la solution de continuité ayant lieu au-dessous du point où se fait l'insertion du ligament annulaire, celui-ci pût retenir les fragments en rapport ; mais son action serait probablement peu énergique, à cause de la direction horizontale de ses fibres.

3º. — *Bandelette d'Astley Cooper.* — Quant à la bandelette fibreuse d'Astley Cooper, on sait que, partant du bord interne de l'olécrâne, près du sommet de cette apophyse, elle s'étend à l'espèce de promontoire qui se trouve sur le côté interne de l'apophyse coronoïde. C'est comme une corde tendue entre les deux extrémités de l'arc formé par l'échancrure olécrânienne.

Ses deux extrémités étant, après la fracture de l'olécrâne, insérées séparément sur les deux fragments, on comprend très-bien qu'elle retienne ceux-ci, et s'oppose à leur écartement. — Il est d'ailleurs facile de s'en assurer par l'expérience suivante :

Ouvrez une articulation du coude par sa face antérieure ; coupez le ligament latéral interne très-près de l'épitrochlée,

de manière à laisser bien intacte la bandelette d'A. Cooper.
— Enlevez l'humérus et les muscles qui l'entourent, à
l'exception du triceps. — Portez un trait de scie, de dehors
en dedans, sur la base de l'olécrâne, de manière à la diviser
complètement tout en respectant la bandelette. — Tirez alors
sur l'olécrâne à l'aide du triceps : vous éprouvez de la
résistance, et la bandelette ne se déchire qu'après d'assez
fortes tractions.

4° *Capsule articulaire.* — A ces trois moyens d'union,
susceptibles à différents degrés de maintenir en contact les
fragments du cubitus, on en a joint quelques autres.

Je ne dis rien de la capsule articulaire, dont une déchirure a trop facilement raison ; — ni de la bandelette
fibreuse du faisceau externe du triceps qui descend sur le
côté correspondant de l'olécrâne et la face postérieure du
cubitus : cette bandelette, dont les fibres sont dirigées du
haut en bas et de dehors en dedans, peut bien venir en
aide à l'anconé pour remplacer le triceps et étendre l'avant-
bras quand l'olécrâne a été brisé; mais elle n'est pas dis-
posée de manière à retenir le fragment supérieur de cette
apophyse.

5° *Faisceau d'origine du cubital antérieur.* — Il en est tout
autrement du faisceau fibreux et musculaire par lequel se
fixe sur le côté interne de l'olécrâne le cubital antérieur.

On ne parle pas de ce faisceau, et cependant, si on détache un olécrâne à sa base, on voit qu'il occupe sur le côté
interne de cette apophyse une surface d'insertion de forme
triangulaire, et qui n'a guère moins d'un centimètre et demi
de haut sur un centimètre de large à sa base.

Ses fibres sont obliquement dirigées de bas en haut et de
dedans en dehors; elles se trouvent dès-lors très-bien dis-
posées pour retenir le fragment supérieur, en luttant, non
pas à puissance égale, mais avec une certaine force, contre
les contractions du triceps.

Seulement, de même que le faisceau olécrânien du ligament latéral interne et la bandelette de Cooper, ce

faisceau s'insère sur le côté interne de l'olécrâne. — Rien de·
pareil n'existant au côté externe , cette apophyse doit facilement éprouver, quand elle est détachée, un mouvement
de bascule qui dirige sa base en dehors et en bas.

6° *Faisceau supérieur de l'anconé.* — Je dirai plus loin que
les fibres supérieures de l'anconé luttent seules contre ce
mouvement de bascule, et j'expliquerai l'action toute différente qu'elles exercent sur la coaptation, suivant que l'avant-
bras est allongé ou fléchi.

*Dans les fractures avec écartement, le fragment supérieur ne
se déplace pas en haut, ou du moins ne se déplace que très-peu.* —
Quelle que soit l'efficacité particulière de chacun des divers
moyens d'union que nous venons d'indiquer, il est certain
qu'ils concourent tous au même but, et doivent, dans un
bon nombre de fractures de l'olécrâne, maintenir les deux
fragments en rapport.

Mais admettons que tous ces ligaments aient été déchirés,
et qu'un écartement assez considérable puisse se produire
entre les deux fragments.

Nous disons que, dans ce cas encore, il n'y a pas ce
déplacement en haut du fragment supérieur dont on a tant
parlé.

Ce fragment reste à peu près en place, malgré les
contractions du triceps ; et ce qui le retient avec tant de
puissance c'est, à notre avis, le faisceau supérieur ou
olécrânien du ligament latéral interne de l'articulation du
coude.

La plupart des auteurs n'en disent rien cependant.

*Opinions des auteurs sur les divers moyens qui peuvent retenir
le fragment supérieur.* — Sanson , qui avait très-bien observé
un cas de fracture sans écartement, dit en termes vagues :
« Il arrive parfois que l'expansion aponévrotique qui unit
l'olécrâne aux parties voisines résiste : le fragment supérieur
reste alors en place, et il n'y a pas d'écartement ».

A. Cooper invoque la bandelette qui va du côté interne de l'olécrâne à celui de l'apophyse coronoïde et le ligament annulaire de l'articulation radio-cubitale.

Cloquet et Bérard se bornent à rappeler les deux ligaments signalés par Cooper.

Vidal de Cassis parle de l'expansion fibreuse du triceps, de la bandelette de Cooper et du ligament annulaire.

Malgaigne fait de même, et ajoute la capsule articulaire.

De tous les auteurs que nous avons sous la main M. Nélaton nous paraît être le seul qui indique le véritable obstacle à l'ascension de l'olécrâne après sa fracture : « Le mouvement ascensionnel, dit-il, n'est pas très-étendu, car il se trouve borné par les ligaments de l'articulation huméro-cubitale, qui vont de l'humérus à l'olécrâne ».

L'expression « les ligaments » n'est pas très-exacte, puisqu'il ne s'agit que d'un ligament et même d'une partie de ce ligament ; mais M. Nélaton n'en a pas moins le mérite à nos yeux d'avoir indiqué la véritable cause du maintien de l'olécrâne.

Ce chirurgien dit d'ailleurs avec beaucoup de justesse : « Ce qui prouve que l'olécrâne subit peu de déplacement c'est qu'il suffit de replacer le membre dans l'extension pour mettre les fragments en place (1) ».

Il est certain que, si le fragment supérieur de l'olécrâne était entraîné par les tractions du triceps, il ne suffirait pas d'étendre l'avant-bras pour mettre les fragments en rapport : il faudrait en outre agir de haut en bas sur l'olécrâne, et le ramener à sa position normale.

Le véritable obstacle au déplacement en haut du fragment su-

(1) On trouve une opinion tout opposée dans le *Dictionnaire de Fabre*, T. VI, p. 21. L'auteur, exagérant les idées de Boyer, cite parmi les signes de la fracture de l'olécrâne « un enfoncement à la région olécrânienne par l'absence de cette apophyse qui est rencontrée par l'action du triceps. Cette ascension est proportionnée au degré de déchirement de l'aponévrose correspondante. Elle est ordinairement d'un pouce à un pouce et demi. »

périeur c'est le faisceau olécrânien du ligament latéral interne.
— Description de ce faisceau. — Précisons bien maintenant la
disposition du ligament qui s'oppose au déplacement en haut
du fragment supérieur.

Le ligament latéral interne de l'articulation du coude se
compose manifestement de trois faisceaux distincts, qui
réunissent entre elles l'épitrochlée, l'apophyse coronoïde et
l'olécrâne.

On les distingue, en supposant l'avant-bras étendu sur le
bras, par les épithètes d'antérieur, de postérieur et de supérieur.

Mais, si on fléchit l'avant-bras sur le bras, la position des
faisceaux relativement à l'axe du membre n'est plus la
même, et les dénominations précédentes deviennent
inexactes.

Nous croyons dès lors qu'il vaut mieux appeler « faisceau
coronoïdien » et « faisceau olécrânien » ceux qui vont de l'épitrochlée à l'apophyse coronoïde ou à l'olécrâne, et continuer
d'appeler « bandelette de Cooper » le faisceau qui, sans prendre d'insertion sur l'humérus, va de l'apophyse coronoïde
au sommet de l'olécrâne.

Entre ces faisceaux ligamenteux, qui, par leur disposition, ressemblent aux trois côtés d'un triangle, se trouve
une espèce de creux qui les sépare, et se prononce davantage quand on fait exécuter des mouvements à l'articulation.

1° Le faisceau coronoïdien est le plus superficiel. Il a la
forme d'un cordon, et prend naissance au sommet de l'épitrochlée. En bas, il s'insère non pas au sommet mais au
côté interne de l'apophyse coronoïde, sur l'espèce de promontoire qui s'y trouve, et qui mériterait si bien une
dénomination spéciale.

2° Le faisceau postérieur (ou bandelette de Cooper) va du
côté interne de l'olécrâne, près de son sommet, au côté
interne de l'apophyse coronoïde. Il s'élargit en se rappro-
chant de cette apophyse, et l'extrémité antérieure de ses
fibres, s'engageant derrière le faisceau coronoïdien, s'en-
trecroise avec lui. Le côté interne de la grande échancrure

sigmoïde représentant un arc, ce ligament peut en être considéré comme la corde; seulement il ne se borne pas à réunir les deux extrémités : il remplit tout l'intervalle qui les sépare.

Ce faisceau a une certaine importance au point de vue de la solidité de l'articulation du coude, non pas qu'il unisse les os de l'avant-bras et du bras (il ne touche par aucun point à l'humérus), mais il forme pour la grande échancrure sigmoïde une paroi interne qui la transforme en une espèce de cavité articulaire, et pourrait s'opposer au déplacement de la trochlée humérale en dedans.

3° Le faisceau supérieur ou olécranien est le plus profond des trois : aussi le voit-on très-bien quand on a ouvert l'articulation du coude, et qu'on l'étudie par son côté interne; il s'insère à la partie inférieure de l'épitrochlée, en dedans et au-dessous du faisceau antérieur qui le recouvre; de là il se porte, en rayonnant, au côté interne de l'olécrâne.

La direction de ce faisceau est importante à noter.

Quand l'avant-bras est fléchi à angle droit sur le bras, on le voit descendre verticalement de la partie inférieure de l'épitrochlée au côté interne de l'olécrâne; mais, quand l'avant-bras s'étend, le faisceau décrit en arrière un demi-cercle, et devient oblique de bas en haut et d'avant en arrière.

Cette obliquité résulte naturellement de ce que le point inférieur de l'épitrochlée, d'où il part, est placé en avant et en bas par rapport au sommet de l'olécrâne, sur lequel il se fixe.

Le faisceau se trouve alors très-favorablement disposé pour maintenir l'olécrâne dans sa position naturelle, et empêcher qu'il ne soit entraîné par les contractions du triceps.

Expérience prouvant la résistance opposée par le faisceau olécrânien au déplacement en haut du fragment supérieur. — Rien n'est d'ailleurs plus facile que d'avoir une idée exacte de sa résistance : on ouvre l'articulation du coude, après avoir bien disséqué le ligament latéral interne et enlevé toutes les autres parties molles voisines, à l'exception du triceps. On scie l'olécrâne à sa base, et on divise du même coup la bandelette de Cooper et l'expansion fibreuse du triceps; puis on tire sur le tendon de ce muscle. Si l'olé-crâne n'avait été d'abord maintenu que par la bandelette d'A. Cooper et par l'expansion fibreuse du triceps, il se laisserait entraîner, puisque ces parties sont coupées. — Il résiste cependant, et on voit qu'il n'est retenu que par le faisceau olécrânien du ligament latéral interne. — Ce n'est pas à dire toutefois que l'olécrâne reste absolument immobile sous les tractions du triceps : il ressort un peu en arrière; il éprouve un mouvement de bascule dont je vais reparler; il peut être enfin légèrement remonté quand le ligament olécrânien a été tiraillé.

Mais ce déplacement reste toujours très-peu considérable; il est essentiellement limité, et ne ressemble en rien à cet écartement énorme dont parlent les auteurs.

J'ajoute que les tractions spontanées du triceps sur le vivant ne doivent jamais égaler en puissance celles que l'on exerce sur le cadavre quand on tire à pleine main sur le fragment supérieur. — Il fallait bien qu'il en fût ainsi dans le cas que j'ai observé, puisque le fragment supérieur n'avait subi aucun déplacement en haut; il en était certainement aussi de même dans les cas rapportés par M. Né-laton, puisqu'il suffisait de placer le membre dans l'exten-sion pour remettre les fragments en contact.

Pour faire remonter l'olécrâne plus haut que je ne l'ai indiqué, il faudrait rompre le ligament olécrânien, et on n'y arrive qu'à l'aide de traction d'une grande puissance.

Le fragment supérieur, quand il est remonté, doit éprouver un mouvement de bascule qui dirige sa base au dehors et en bas. — Cause de cette obliquité; son influence sur la manière de déterminer la crépitation. — Quant au mouvement de bascule que j'ai indiqué plus haut, il résulte de ce que l'olécrâne n'est retenu par le faisceau olécrânien qu'à son côté interne; rien ne le fixe en dehors : aussi se laisse-t-il déplacer de ce côté par le triceps plus qu'il ne le fait en dedans.

Quand la bandelette d'A. Cooper et les bandelettes fibreuses du cubital antérieur sont intactes, elles doivent aussi favoriser ce mouvement de bascule, parce qu'elles s'insèrent, comme le faisceau olécrânien, sur le côté interne de l'apophyse, et qu'aucun ligament ne retient celle-ci par son côté externe. — Je montrerai plus tard que les fibres supérieures de l'anconé pourraient seules constituer une sorte d'antagonisme, d'ailleurs bien inégal.

J'ajoute que le ligament latéral interne doit aussi avoir un effet sensible sur le déplacement en travers que l'on cherche à imprimer au fragment supérieur quand on veut déterminer de la crépitation. — Si l'on tente d'abord de déplacer le fragment de dedans en dehors, on sera arrêté par la tension du faisceau olécrânien; mais, si l'on porte d'abord le fragment en dedans, le ligament se relâche, et ne s'oppose plus à un déplacement correspondant en sens inverse : la crépitation peut alors être facilement constatée. On peut faire une observation analogue relativement à la bandelette de Cooper et à celle du muscle cubital antérieur.

Il est à remarquer que, contrairement à l'expansion du triceps et au ligament d'A. Cooper, qui peuvent être si facilement déchirés dans les fractures de l'olécrâne par suite de leur position superficielle, le faisceau supérieur du ligament latéral interne, profondément situé, se trouve pour ainsi dire hors de toute atteinte, et doit presque constamment rester intact.

Dans les cas où il n'y a pas de déplacement en haut du fragment supérieur, c'est donc surtout à lui qu'on doit, à mon sens, l'attribuer.

Mais ce n'est pas à dire pour cela, je l'ai déjà fait observer, qu'il doive seul entrer en ligne de compte : l'expansion fibreuse du triceps et la bandelette d'A. Cooper, quand elles n'ont pas été déchirées, concourent au même but.

Seulement, en dehors de cet effet commun, chacune des parties que je viens d'indiquer en a un spécial.

Ainsi le faisceau olécrânien du ligament latéral interne empêche que l'olécrâne fracturé ne remonte en cédant aux contractions du triceps, et, sous ce rapport, il me paraît avoir une importance incontestable; mais il ne rattache pas l'olécrâne au cubitus, et ne l'oblige pas à suivre cet os dans les mouvements de flexion.

Il en est autrement de l'expansion fibreuse du triceps et de la bandelette de Cooper.

Etudions successivement la manière dont agissent ces deux moyens d'union :

1° *Action de la bandelette de Cooper sur les fragments.* — *Expérience cadavérique.* — J'ai scié un olécrâne à la base, en ne laissant intacte que la bandelette de Cooper.

Puis, à l'aide du triceps, j'ai pratiqué des tractions pour faire remonter le fragment supérieur : le fragment a résisté; mais il ne m'a pas semblé qu'il fallût une grande force pour rompre la bandelette.

J'ai ensuite imprimé à l'avant-bras un mouvement de flexion sur l'humérus, en ayant soin de retenir à l'aide du triceps le fragment supérieur. — Il en est résulté un écartement ayant la forme d'un triangle, dont la pointe eût pénétré dans l'articulation, et dont la base se fût trouvée sous la peau. Cet écartement à forme triangulaire résultait naturellement de ce que les deux fragments, réunis en avant par la bandelette de Cooper, ne l'étaient pas en arrière, et pouvaient s'écarter dans ce sens en toute liberté. — L'écartement, restant toujours angulaire, augmentait avec la flexion. Il m'a présenté, au maximum, un centimètre et demi de largeur à sa base. — On n'eût pu le porter plus loin sans déchirer la bandelette.

A mesure qu'on fléchissait l'avant-bras, l'écartement, ai-je dit, augmentait; mais en même temps le fragment supérieur descendait en suivant le cubitus.

Quand l'avant-bras est arrivé à faire un angle droit, le fragment supérieur n'était plus à la face postérieure de l'humérus, mais à sa partie inférieure.

L'écartement, dans ces cas-là, doit permettre au chirurgien de déprimer facilement la peau entre les fragments : il n'en doit pas être ainsi quand l'expansion fibreuse du triceps est intacte. Elle est en effet, derrière l'é-

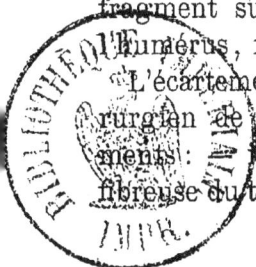

2

cartement, comme une toile tendue qui forme un obstacle à la dépression de la peau et à l'introduction du doigt.

2° *Action sur les fragments de l'expansion fibreuse du triceps.* — J'ai scié un olécrâne à sa base, en ne laissant subsister que l'expansion fibreuse du triceps.

Tant que cette expansion a été entière, les deux fragments sont restés étroitement accolés, et le supérieur a suivi l'inférieur dans tous ses mouvements, sans qu'aucun écartement se produisît entre eux.

J'ai pratiqué une traction assez forte : l'expansion fibreuse a résisté, et les fragments sont restés en contact.

Cet essai nous indique ce qui a lieu dans les fractures sans écartement comme celle que j'ai citée en commençant.

L'expansion fibreuse du triceps, conservée entièrement, peut seule maintenir les fragments dans ce rapprochement étroit qui ne permet de constater entre eux qu'une sorte de raînure.

La bandelette de Cooper, tout en les maintenant rapprochées en avant, leur permet néanmoins de se séparer en arrière, de façon à présenter un écartement angulaire, ayant, comme nous l'avons dit, son sommet à l'intérieur, sa base sous la peau. — Mais les cas où l'expansion fibreuse du triceps reste absolument intacte doivent être assez rares. Sa position superficielle l'expose à être divisée par la cause même qui détermine la fracture, et, quoique sa souplesse lui assure un certain degré d'immunité, elle doit assez souvent se déchirer, du moins en partie, au moment même où l'os se brise.

C'était l'opinion de Boyer, qui disait : « L'expansion aponévrotique qui se détache du tendon du triceps pour recouvrir l'olécrâne n'est presque jamais rompue complètement, et unit encore les deux fragments de la fracture ».

J'ai recherché sur le cadavre comment les choses pouvaient se passer alors. Un olécrâne étant scié à sa base sans que l'expansion du triceps ait été intéressée, j'ai plongé la pointe d'un bistouri entre les deux fragments, de manière à diviser la partie moyenne de la couche fibreuse.

Les deux parties latérales ont encore résisté, et aucun écartement ne s'est produit sous l'influence d'une traction modérée.

Mais une traction plus énergique a fait céder quelques fibres, et les bandelettes latérales ont commencé à s'effiler. Il s'est fait alors entre les fragments un écartement qui est allé graduellement croissant jusqu'à la séparation complète des fragments.

Il ne m'a pas semblé que les fibres de l'expansion du triceps pussent supporter une élongation de plus d'un centimètre ou d'un centimètre et demi sans se rompre complètement.

Par conséquent d'abord, quand on verra se faire entre les fragments un de ces écartements considérables comme en citent les auteurs, on ne devra plus considérer la bandelette du triceps comme étant conservée en tout ou en partie.

Si l'expansion n'a été qu'en partie détruite au moment de la fracture, il pourra se présenter deux cas analogues à ceux qu'on observe dans les fractures de la rotule : si le malade garde le repos et tient son membre dans l'extension, la bandelette fibreuse qui unit encore les deux fragments, n'aura pas à supporter de nouvel effort, et, par suite, sa déchirure demeurera incomplète; si le malade agit au contraire, et porte fréquemment son avant-bras dans la flexion, la bandelette fibreuse sera tiraillée et pourra se rompre tout à fait.

Tant qu'elle subsistera, elle formera pendant la flexion de l'avant-bras une sorte de toile tendue entre les fragments, et s'opposera par conséquent à ce que le doigt, poussant la peau devant lui, pénètre entre eux librement.

Si elle permet un certain degré d'écartement, celui-ci devra présenter ce caractère de rester toujours le même pendant la flexion de l'avant-bras, à quelque degré que soit d'ailleurs portée celle-ci. — Les choses se passeront en un mot comme chez les individus qui, à la suite d'une fracture transversale de l'olécrâne, ont les deux fragments réunis, non par un cal osseux, mais par un tissu fibreux intermédiaire. Si ce tissu a une hauteur d'un centimètre par exemple, le fragment supérieur suit toujours le cubitus dans ses divers degrés de flexion à un centimètre de distance.

Lors donc que les deux fragments ne marchent pas ensemble dans les mouvements de flexion de l'avant-bras, mais que l'inférieur se meut seul, sans commander l'autre, qui reste immobile, on peut être convaincu que ces deux fragments ne sont pas unis par un lien commun, et que l'expansion fibreuse du triceps ne doit pas être mise en cause.

Chez notre malade, par exemple, dans l'extension l'écartement était nul; dans la flexion il augmentait, mais par le fait seul de l'éloignement du cubitus : le fragment supérieur restait immobile et ne marchait pas avec l'inférieur.

Il en résultait un écartement essentiellement variable, et qui augmentait avec la flexion. — Aussi n'ai-je pas eu l'idée que l'expansion fibreuse du triceps fût intacte.

Résumé : cinq cas peuvent se produire. — En résumé, je crois qu'il convient de distinguer plusieurs cas :

1° Si l'olécrâne est fracturé à sa base, sans qu'il y ait déchirure des tissus fibreux qui l'avoisinent (expansion du triceps, bandelette de Cooper, bandelettes d'origine du cubital antérieur), les deux fragments seront maintenus en contact, et ne se trouveront séparés que par une simple rainure; il n'y aura pas d'écartement : la fracture pourra être méconnue, et prise soit pour une luxation incomplète soit pour une contusion.

2° Si l'expansion du triceps a été déchirée en partie, les deux fragments pourront s'éloigner l'un de l'autre, dans une étendue d'un centimètre ou un centimètre et demi au maximum. — Mais alors, pendant la flexion, l'écartement, au lieu de croître graduellement, ne pourra dépasser une limite assez étroite. — Le fragment supérieur suivra l'inférieur à une distance constante : il sera commandé par lui. — De plus, la bandelette sera tendue comme une espèce de tablier entre les deux fragments, et ne permettra pas à l'extrémité du doigt de s'introduire entre eux en poussant la peau devant lui.

3° Si la bandelette du triceps, est complètement déchirée, et que la bandelette de Cooper reste intacte, les deux fragments s'écarteront l'un de l'autre pendant la flexion, à la façon d'une charnière. Il se reproduira entre eux un écartement triangulaire ayant son sommet vers le centre de l'articulation et sa base à la peau. — Cet écartement ne paraît pas pouvoir présenter plus d'un centimètre ou d'un centimètre et demi à sa base. — Le doigt pourra facilement déprimer la peau et s'enfoncer entre les fragments.

4° Si l'expansion fibreuse du triceps et la bandelette de Cooper ont été complètement détruites, le fragment supérieur ne sera pas pour cela entraîné en haut sans résistance par les contractions du triceps : il sera maintenu dans sa position normale par le faisceau olécrânien du ligament latéral interne. — Mais alors il se produira entre les fragments, par le fait de la flexion, un écartement considérable et graduellement croissant, dont le fragment inférieur fera tous les frais. Cet écartement n'aura pas la forme triangulaire, et permettra d'enfoncer profondément les doigts sans être arrêté par aucune bandelette fibreuse.

5° Un déplacement considérable en haut du fragment supérieur de l'olécrâne ne suppose pas seulement la déchirure de l'expansion fibreuse du triceps et de la bandelette de Cooper, mais encore la rupture du faisceau olécrânien du ligament latéral interne..... L'a-t-on souvent observée ?

III.

Traitement.

J'adopte l'extension. — S'il est vrai, comme nous le croyons, que, dans les fractures de l'olécrâne, le fragment supérieur ne soit pas entraîné par les contractions du triceps, mais reste au contraire fixé, sans déplacement notable, dans sa position naturelle, il en résulte que, au lieu de placer l'avant-bras dans la demi-flexion, comme on le fait généralement en France, il faut, à l'exemple d'A. Cooper, le mettre franchement dans l'extension.

Alors en effet seulement les deux fragments sont en rapport immédiat, et peuvent s'unir par un cal osseux, toujours préférable, quoi qu'on dise, à une réunion fibreuse.

Il n'est pas exact de dire que l'existence d'une bandelette fibreuse intermédiaire n'entraîne aucune gêne : les mouvements sont gênés quand la bandelette a une certaine longueur, surtout chez les gens qui travaillent. — Boyer prétendait, il est vrai, que l'existence d'une bandelette fibreuse entre les deux fragments n'occasionne aucune gêne dans les mouvements du membre, et beaucoup de chirurgiens, partant de cette proposition comme d'un fait établi, en ont conclu qu'il importait peu d'avoir une réunion plus ou moins exacte.

Mais si la proposition de Boyer est vraie, elle ne l'est très-certainement qu'en partie.

D'abord Boyer lui-même reconnaissait que l'existence d'un tissu fibreux intermédiaire n'était sans inconvénients que lorsque celui-ci avait moins de 2 centimètres 7 millimètres de long. — Or, lorsqu'on s'est départi de l'extension pour fléchir l'avant-bras, est-on jamais sûr de ne pas dépasser la limite fatale, et de ne pas arriver à ces bandelettes intermédiaires, de deux pouces de long, comme plusieurs auteurs, et notamment Astley Cooper, en ont rapporté des exemples?

J'ai déjà cité cette expérience très-simple qui consiste à scier l'olécrâne à sa base et à placer l'avant-bras de manière qu'il forme avec l'axe général du membre un quart d'angle droit seulement. — Eh bien ! dans cette position, les deux fragments sont éloignés en arrière de deux centimètres et quelquefois davantage. — Pour peu que le fragment supérieur soit remonté d'un demi-centimètre, voici déjà un écartement qui atteint l'extrême limite; et notez bien que les muscles fléchisseurs sont sans antagonistes en arrière, et tendent incessamment dès lors à augmenter la flexion.

Pour peu donc que celle-ci dépasse un quart d'angle droit, ou que l'appareil contentif se relâche, l'écartement se

trouve atteindre des dimensions qui ne sont plus sans inconvénients.

Or, je le demande, est-il d'une bonne pratique de placer
le membre sur l'extrême limite d'une position qui ne peut
être dépassée sans danger?

Je voudrais aussi que l'on s'entendît bien sur cette absence prétendue de toute gêne qu'on observe dans les cas
de réunions fibreuses. Si l'on veut dire par là que l'avant-
bras peut être facilement étendu dans une certaine mesure,
j'en conviendrai sans peine. Il ne faut en effet pour opérer
ce mouvement qu'une force minime, et il importe souvent
très-peu qu'il s'exécute dans toute son étendue.

Mais, si ce mouvement suffit chez les individus qui ne
sont pas adonnés aux travaux manuels, il n'en est plus
ainsi chez ceux qui se livrent journellement à des occu-
pations pénibles, et qui sont obligés de faire avec la main
de fréquents efforts.

Il importe en effet chez ceux-là, quand ils travaillent,
que l'avant-bras soit solidement fixé sur le bras. Or, pour
qu'il en soit ainsi, le triceps n'a pas seulement une légère
extension à produire : il lui faut encore exercer des contractions puissantes et soutenues, et ce ne serait pas sans
inconvénients graves que son action se trouverait empêchée
ou gênée par une disposition vicieuse de l'olécrâne.

Il ne faut donc pas trop prendre à la lettre ce qu'a avancé
Boyer sur l'absence de toute gêne quand les fragments ne
sont unis que par une bandelette fibreuse. Il arrive ici ce
qu'on observe et que constatent les meilleurs auteurs après
la fracture de la rotule. Une bandelette fibreuse, de longueur modérée, permet de marcher facilement et quelquefois de parcourir avec une certaine rapidité sur un bon sol
de très-longues distances; — mais que la bandelette s'al-
longe un peu trop, et l'insuffisance de l'extension se trahit.
Qu'il faille faire une course, un saut, un effort, marcher
de nuit sur un sol inégal, la force manque, et les chûtes
arrivent! Dans la fracture de l'olécrâne comme dans toute
autre, le chirurgien doit donc ramener l'os d'aussi près que

possible à sa conformation naturelle, et, à défaut de cal osseux, s'efforcer d'obtenir une bande intermédiaire aussi courte que possible.

Telle est bien l'opinion de MM. Cloquet et Bérard :

« Nous pensons, disent-ils, qu'on doit tenir les fragments aussi exactement affrontés qu'on le peut, afin d'obtenir un cal osseux, et d'éviter la formation de la substance fibro-celluleuse qui les réunit quand ils sont demeurés à distance; substance qui affaiblit toujours les mouvements de l'avant-bras ».

Une bandelette fibreuse ne peut-elle pas en outre, comme à la rotule, se rompre, s'ulcérer, et produire des accidents graves? — En outre de ces inconvénients déjà graves, l'existence d'un tissu fibreux intermédiaire ne peut-elle pas en avoir d'autres?

On serait naturellement amené à répondre par l'affirmative si l'on jugeait d'après ce qui se passe dans les fractures de la rotule, qui ressemblent sous tant de rapports à celles de l'olécrâne.

On connaît en effet le cas observé par Ortalli d'un individu qui, dans l'espace de six ans, s'était rompu quatre fois le cal fibreux d'une fracture de la rotule. (MALGAIGNE, *Journal de chirurgie*, T. I, p. 243.) — La substance fibreuse intermédiaire aux fragments de l'olécrâne n'a pas ordinairement, il est vrai, à supporter d'aussi fortes tractions que celles qui aboutissent à la rotule; mais il peut évidemment se produire au coude, aussi bien qu'au genou, un effort exceptionnel qui la fasse céder.

On sait aussi que dans deux cas observés l'un par M. Bell et l'autre par A. Cooper, le tissu fibreux qui unissait les fragments de la rotule a été divisé avec la peau qui le recouvrait, une fois par une plaie résultat d'une chute, une autre fois par une ulcération; l'intérieur de l'articulation a été atteint, et, dans les deux cas, il a fallu recourir à l'amputation de la cuisse. — Si de pareils accidents sont plus rares au coude qu'au genou, ils peuvent cependant s'y produire, et méritent bien qu'on s'efforce de les prévenir en tentant la formation d'un cal osseux.

Il n'est pas exact de dire qu'on ne peut pas maintenir les fragments en contact. — Or pourquoi n'a-t-on pas cherché à réaliser cette coaptation exacte, qui est de règle pour toutes les autres fractures, et sans laquelle une bonne consolidation ne peut être obtenue?

Boyer fournit à cet égard une réponse très-nette : « Les deux fragments, dit-il, seraient très-disposés, par leur nature spongieuse, à une réunion immédiate; mais il y a impossibilité de les tenir en contact ». — « Avec quelque exactitude, ajoute-t-il, que l'appareil soit appliqué, il se relâche bientôt, et alors le muscle triceps brachial, se dérobant, si l'on peut ainsi dire, à son action, entraîne le fragment supérieur, et l'éloigne plus ou moins de l'inférieur. »

C'est donc toujours ce fragment supérieur qui remonte, entraîné par le triceps, et qu'il est impossible de maintenir, avec quelque exactitude que soit appliqué le bandage.

S'il en était réellement ainsi, nous comprendrions que l'on ne s'obstinât pas à poursuivre un résultat impossible, et que l'on ne fît pas inutilement subir au malade de la gêne et les ennuis d'une extension prolongée.

Mais nous croyons avoir démontré que ce déplacement en haut du fragment supérieur ne s'exécute réellement pas, du moins dans le plus grand nombre des cas et tel qu'on le décrit. L'intervalle qui se produit parfois entre les deux fragments est causé par la flexion de l'avant-bras et l'éloignement du fragment inférieur : or, si le fragment supérieur reste en place, solidement retenu par le faisceau olécrânien, toutes les difficultés de coaptation disparaissent, à la seule condition d'étendre franchement l'avant-bras.

L'extension de l'avant-bras est le meilleur moyen d'empêcher les contractions du triceps. — L'extension de l'avant-bras n'a pas seulement pour effet de mettre fin à l'écartement progressif occasionné par la flexion.

Il est des cas assez nombreux où le fragment supérieur, tout en étant détaché, se relie cependant au cubitus soit par quelques fibres de l'expansion du triceps, comme le pensait Boyer, soit par la bandelette de Cooper, par les bandelettes du cubital antérieur, la capsule articulaire ou même les fibres supérieures de l'anconé.

Le fragment supérieur suit alors, incomplètement il est vrai, l'avant-bras quand il se fléchit et s'abaisse dans une certaine mesure.

Tout le monde comprend que dans ce cas l'action du triceps sur le fragment supérieur est toute différente de ce qu'elle serait si l'avant-bras était étendu.

Pendant la flexion, en effet, le triceps est allongé par l'abaissement de son insertion inférieure, et doit naturellement tendre à revenir sur lui-même en remontant l'olécrâne.

Mais, si l'avant-bras est allongé, le triceps, loin d'être distendu, se trouve relâché et dans sa position habituelle de repos. Il est certain qu'alors il doit être fort peu disposé, ou même ne pas l'être du tout, à se raccourcir, puisqu'il a atteint l'extrême limite de son action habituelle.

La flexion de l'avant-bras provoque donc la contraction du triceps et le déplacement en haut du fragment supérieur ; l'extension assure un résultat tout contraire.

Action spéciale du petit faisceau supérieur de l'anconé. — Pendant que nous en sommes aux contractions musculaires, qu'il me soit permis de dire un mot des fibres supérieures de l'anconé qui prennent insertion sur le côté externe de l'olécrâne. Leur action n'est assurément pas très-puissante, mais elle mérite d'être notée.

L'anconé envoie sur le côté externe de l'olécrâne un faisceau qui peut avoir un centimètre de largeur, ainsi qu'on s'en assure en sciant l'apophyse à sa base. — Or, si l'on vient, après avoir fait cette section, à fléchir et à étendre alternativement l'avant-bras, on voit que le faisceau de l'anconé produit des effets très-divers :

1° Quand l'avant-bras est porté dans un quart de flexion, le faisceau olécrânien de l'anconé, ayant son point fixe sur la tubérosité externe de l'humérus, qui est placée manifestement plus haut que l'apophyse, tend à remonter celle-ci, et par conséquent à la séparer du fragment inférieur ;

2° Quand au contraire l'avant-bras est complètement étendu, le faisceau olécrânien de l'anconé a une direction tout opposée. Son point d'insertion fixe est en avant et en bas : s'il se contracte, il doit donc tendre à abaisser le fragment olécrânien, et, par suite, à le rapprocher du fragment inférieur.

Dans cette position, ce faisceau doit en outre lutter, à forces inégales sans doute, mais cependant avec un certaine énergie, contre les contractions du triceps. — Il offre en dehors une direction moins oblique, mais analogue à celle des fibres du cubital antérieur.

Il doit aussi empêcher, dans une certaine mesure, le mouvement de bascule auquel nous avons dit que le fragment olécrânien devait être soumis par la contraction du triceps.

L'extension de l'avant-bras n'est pas aussi douloureuse qu'on le dit quand on se borne, pour la maintenir, à l'emploi d'appareils inamovibles. — Un des reproches qu'on adresse le plus communément à l'extension c'est qu'elle est très-douloureuse. Cela n'est vrai qu'à moitié. Il est certain que l'extension continuelle de l'avant-bras est une position désagréable et gênante; mais cela ne va pas jusqu'à la douleur, surtout quand on ne se croit pas obligé d'exercer une constriction violente pour lutter contre l'ascension imaginaire du fragment supérieur.

M. Guersant emploie l'extension comme méthode générale chez les femmes malades de l'hôpital des Enfants, et ne trouve pas que la gêne qu'elle détermine puisse faire oublier qu'elle relâche le triceps brachial, et permet de rapprocher les fragments plus que dans toute autre position. (*Gazette des hôpitaux,* — 24 juillet 1860.)

Les appareils inamovibles, dont l'usage est aujourd'hui familier à tous les chirurgiens, permettent d'obtenir l'extension complète du membre sans exercer sur aucun point de constriction douloureuse. L'observation de mes malades me fournit à cet égard une preuve concluante.

On a exagéré le danger de l'ankylose. — On a beaucoup dit aussi que, si l'ankylose du coude survenait, elle serait beaucoup plus fâcheuse dans l'extension que dans la demiflexion. C'est vrai! et je comprends que, dans un cas grave et compliqué, on fléchisse légèrement le bras. Mais dans un cas simple on doit agir autrement, et ne pas s'effrayer de l'ankylose.

Tous les jours on met des articulations pour un temps plus ou moins long dans l'immobilité sans qu'elles soient frappées d'ankylose; on le fait en particulier pour l'articulation du genou, dans les cas de fracture de la rotule, sans que les mouvements fémoro-tibiaux soient perdus pour cela. Il survient de la raideur, mais l'exercice et quelques moyens très-simples en triomphent.

Il en serait ainsi pour l'articulation du coude si l'on avait recours à l'extension, et l'on n'en est plus à cet égard aux hypothèses : A. Cooper dit positivement avoir obtenu par l'extension des réunions osseuses sans la moindre altération des mouvements.

L'anatomie pathologique ne permet plus d'aill eursaujourd'hui de considérer l'ankylose comme un accident aussi facile et aussi commun qu'on le croyait autrefois.

Il est bien démontré maintenant que l'on a trop souvent confondu l'ankylose proprement dite et la rigidité articulaire.

Dans cette dernière affection, la difficulté des mouvements tient à la rétraction des muscles, des tendons, des ligaments, qui sont revenus sur eux-mêmes et ne peuvent plus être allongés sans douleurs; mais les surfaces articulaires, au lieu d'être confondues et soudées, restent parfaitement saines.

Or, tandis que l'ankylose proprement dite est incurable, la rigidité articulaire, à moins d'être très-ancienne, de dater de plusieurs années par exemple, se guérit sans trop de peine.

Nul n'a plus insisté sur ce point important que notre savant maître M. Cruveilhier (*Anatomie pathologique*, T. Ier, p. 280).

Loin de penser qu'il·suffise d'une immobilité de quelques semaines pour déterminer une ankylose, il ne croit pas que celle-ci survienne même après les immobilités les plus prolongées. Il n'admet pas, par exemple, que « les fakirs indiens qui, par esprit de pénitence, se condamnent à rester immobiles pendant plusieurs années finissent par être véritablement ankylosés ». — « Point d'ankylose, dit-il en concluant, sans maladie articulaire qui ait précédé. »

L'immobilité articulaire qui succède parfois aux fractures avoisinant les articulations appartient, suivant M. Cruveilhier, à la rigidité articulaire et non à l'ankylose.

« Je porte le même jugement, ajoute-t-il, sur les ankyloses produites par une fracture qui pénètre dans une articulation. Les fractures de l'olécrâne, etc., établissent en effet que les surfaces articulaires ont conservé leur aspect lisse et poli, et, si les articulations ne recouvrent pas la liberté complète de leurs mouvements, cela tient à des causes étrangères à l'ankylose. »

Si on n'était pas complètement rassuré par ce qui précède contre tout danger d'ankylose, on le serait assurément par cette considération que, dans les fractures de l'olécrâne, la consolidation s'opère avec une grande rapidité, et ne nécessite dès lors qu'une extension de très-courte durée.

Sur dix cas observés à l'Hôtel-Dieu, Desault avait vu que la consolidation s'opérait en moyenne au 26e jour.

Boyer disait de son côté : « Quand il y a du gonflement et de la douleur au moment de l'accident, il ne faut pas appliquer le bandage, mais se borner aux émollients. Ordinairement, quand l'engorgement est dissipé, la substance fibreuse intermédiaire a déjà acquis assez de solidité pour assujettir suffisamment l'olécrâne sans le secours d'un appareil; en sorte que, si les accidents ne sont pas dissipés avant le 20e jour, il est inutile d'appliquer aucun bandage. »

S'il en est vraiment ainsi, et que ce soit assez de vingt

jours pour assujettir les fragments, peut-on hésiter à mettre franchement le membre dans l'extension ? — Dût-on ne pas prolonger celle-ci, on aurait du moins dans beaucoup de cas le commencement d'une réunion immédiate, dans les autres un écartement aussi peu considérable que possible, et l'on serait bien sûr qu'aucune ankylose ne se produirait pendant un aussi court laps de temps.

On doit imprimer de bonne heure des mouvements de flexion à l'avant-bras, en faisant marcher ensemble les deux fragments. — On pourrait d'ailleurs, comme je l'ai fait avec succès, et comme d'autres chirurgiens, Boyer, Cooper, etc., le conseillent, imprimer de bonne heure à l'avant-bras des mouvements de flexion. On devrait seulement avoi rsoin de presser sur le fragment supérieur pour le maintenir contre l'inférieur sans possibilité d'écartement. Les deux fragments marcheraient de concert, et aucune traction ne serait exercée au niveau de leur division.

Ne pourrait-on pas employer des griffes analogues à celles dont se servait Malgaigne pour la rotule ? — Si j'avais l'expérience des griffes proposées par Malgaigne, peut-être dirais-je qu'il conviendrait de les appliquer, en les modifiant bien entendu, immédiatement après la production de la fracture; elles permettraient de maintenir les fragments en contact alors même que l'avant-bras exécuterait des mouvements de flexion : la continuité du cubitus se trouverait ainsi artificiellement rétablie, et l'on pourrait avoir une réunion immédiate sans crainte d'ankylose. — Mais je n'ai pas employé ce moyen, et je ne puis l'indiquer d'une manière précise. Je me borne à constater que, sur le cadavre, si on implante solidement, et de haut en bas, sur le fragment supérieur une érigne double, dont le manche est ensuite fixé sur la face postérieure de l'avant-bras, on arrive sans peine à maintenir les fragments en contact, alors même qu'on tire avec une certaine force sur le triceps. — En ne donnant pas aux crochets de l'érigne un écartement trop considérable, on évite sûrement la lésion de la capsule articulaire : on serait exposé, comme à la rotule, à ne pas aller assez avant, beaucoup plus qu'à pénétrer trop profondément. Quant à l'extrémité inférieure, sans avoir besoin d'implanter une pointe sur la face postérieure du cubitus, on la fixerait facilement soit à l'aide d'un bandage circulaire soit au moyen du gantelet de Feyter.

Examen des motifs qui ont déterminé Desault à conseiller une position intermédiaire entre la demi-flexion et l'extension. — Desault dit à propos de la flexion à angle droit : « Elle choque le principe général de la réunion des parties, qui veut qu'elles soient dans un contact exact ». — Il n'est pas étonnant après une pareille déclaration qu'il repousse la flexion à angle droit, et il serait naturel de penser qu'il repoussera également les flexions intermédiaires, qui produisent, quoique à un degré moindre, les mêmes inconvénients.

Il n'en n'est pas ainsi cependant, et il finit par conseiller de mettre l'avant-bras dans un quart de flexion.

La très-haute et très-légitime influence dont jouissait l'illustre chirurgien de l'Hôtel-Dieu ayant fait généralement adopter ses opinions, il peut y avoir intérêt à rechercher sur quels motifs elles reposent, et nous demanderons qu'il nous soit permis, en terminant, de les examiner.

Desault croit à la fréquence des réunions immédiates, et en montre des exemples à ses élèves ; quel que soit le moyen que la nature emploie, il déclare « que l'indication reste la même : toujours il faut tenir les fragments affrontés pour que la réunion soit immédiate ».

Il proscrit la flexion à angle droit parce qu'elle choque le principe général de la réunion des parties, qui veut qu'elles soient dans un contact exact. — Et cependant, au lieu d'adopter franchement l'extension, il propose un moyen terme, qui consiste à placer l'avant-bras « entre la demi-flexion et l'extension ». Ce n'est assurément pas là la déduction qui semble naturellement découler des prémisses posées par l'illustre chirurgien.

Voyons cependant les motifs qui semblent avoir amené

cette conclusion imprévue[*] : « Si les fragments se touchent postérieurement, dit Desault, ils laissent entre eux un vide manifeste en devant : de là une plus grande épaisseur du cal et de la gêne dans les mouvements. — S'ils ne se touchent pas, l'inférieur s'enfonce dans la cavité olécrânienne, et il en résulte encore une irrégularité. »

Je ne crois pas que ces prévisions théoriques aient été justifiées par l'anatomie pathologique.

Elles sont en désaccord avec les cas de consolidation immédiate dans lesquels les mouvements se sont parfaitement rétablis.

Les motifs de Desault ne sont pas confirmés par les expériences cadavériques. — Voici ce que j'ai vu dans mes essais à cet égard :

1° J'ai scié un olécrâne à la base, et j'ai divisé tous les tissus fibreux qui pouvaient l'assujettir, à l'exception du faisceau olécrânien. J'ai tiré fortement en haut et à différentes reprises à l'aide du triceps.

Le ligament a résisté énergiquement ; mais ce n'a pas été sans subir, après des tractions prolongées, un certain degré d'élongation : il s'est produit entre les fragments un écartement que nous avons mesuré avec soin, et qui s'est trouvé d'un demi-centimètre à peu près.

C'est quelque chose sans doute que ce léger écartement, et il suffit pour empêcher de dire d'une manière absolue qu'il ne peut pas y avoir de déplacement en haut du fragment supérieur.

Je doute toutefois que sur le vivant, et quand l'avant-bras est allongé, le triceps tire sur le fragment supérieur de l'olécrâne aussi fortement que je l'ai fait moi-même. — Quoi qu'il en soit, cet écartement d'un demi-centimètre est bien peu de chose si on le compare à celui qui se manifeste quand on place l'avant-bras dans un quart de flexion ou dans une demi-flexion. L'écartement se trouve en effet alors en arrière de 2 centimètres dans le premier cas, de 4 centimètres dans le second ; c'est-à-dire qu'il est de quatre à huit fois plus considérable.

Ne dût-on obtenir qu'une réunion ligamenteuse, il y aurait encore intérêt à l'avoir avec la première dimension plutôt qu'avec l'une des dernières.

Mais, pour en revenir à ce que dit Desault du vide qui se forme entre les deux fragments, voici ce qu'on observe :

L'avant-bras étant fortement porté dans l'extension et le fragment supérieur tiré en haut à l'aide du triceps, on voit que le bec de l'olécrâne, au lieu de rester enfoncé dans sa cavité naturelle de réception, est légèrement remonté, et s'appuie sur la face postérieure de l'humérus immédiatement au-dessus de la cavité olécrânienne. Cette cavité présente alors, au niveau de la partie inférieure de l'apophyse, toute sa profondeur. Il est certain que, si l'on vient à presser d'arrière en avant sur l'olécrâne, celui-ci bascule en prenant point d'appui sur son bec; il s'enfonce dans la cavité qui lui fait face, ne touche plus le fragment inférieur qu'en arrière, et produit en avant ce vide manifeste que signale Desault.

Mais il faut remarquer qu'en pressant d'arrière en avant on s'est abstenu de tout effort qui pût imprimer le plus léger degré d'abaissement à l'olécrâne.

Si on l'eût fait descendre, ne fût-ce que d'un demi-centimètre, avant de presser d'arrière en avant, le bec de l'apophyse coronoïde eût glissé sur la paroi oblique de la cavité olécrânienne, et se fût naturellement replacé dans sa position normale. Les deux fragments se fussent alors trouvés parfaitement en contact, et aucun écartement n'aurait pu se produire en avant.

Il est à remarquer qu'alors la pression d'arrière en avant non-seulement n'aurait pas pu faire basculer le fragment supérieur, mais encore l'aurait maintenu dans la cavité olécrânienne, sans déplacement possible. — Cette pression d'arrière en avant me paraît être à elle seule un puissant moyen de contention quand l'avant-bras est étendu; mais, s'il est fléchi, la pression devient immédiatement difficile et sans effet.

Ce qu'il faut surtout considérer c'est que, si le fragment supérieur s'incline obliquement et s'enfonce dans la cavité

3

olécrânienne, ce n'est aucunement à l'extension qu'il faut l'attribuer.

Le fragment inférieur en effet, par son extension, ne peut servir qu'à arrêter le déplacement du fragment supérieur.

Quand on place l'avant-bras dans la flexion, rien ne s'oppose au déplacement du fragment olécrânien, et l'inconvénient que redoutait Desault se produit bien plus encore que si l'avant-bras est étendu.

Ces deux résultats sont très-faciles à constater sur le cadavre.

Il ne faut donc pas, pour repousser l'extension, s'appuyer sur ce fait que le fragment supérieur s'enfoncerait dans la cavité olécrânienne, en déterminant « un vide manifeste en avant », car il est indépendant de la position, et se produirait bien plus facilement encore pendant la flexion que pendant l'extension.

2° La seconde considération sur laquelle se fondait Desault pour repousser l'extension est la suivante : « Quand l'avant-bras est étendu, si les fragments ne se touchent pas, l'inférieur s'enfonce dans la cavité olécrânienne, et il en résulte une irrégularité de plus ».

Cette supposition n'est pas justifiée par les essais cadavériques.

Quand l'olécrâne est intact, il peut bien, en arc-boutant contre le sommet de la cavité, mettre un terme à l'extension, et constituer un puissant point d'arrêt ; mais il n'est pas la seule cause qui limite l'extension, et s'oppose au renversement de l'avant-bras en arrière.

Rien n'est plus facile que de s'en assurer en sciant l'olécrâne à sa base. Si on vient alors à étendre l'avant-bras, on voit que l'extension se fait absolument dans les mêmes limites qu'avant la section de l'apophyse ; le fragment inférieur ne s'enfonce pas dans la cavité olécrânienne, et celle-ci reste assez grande pour recevoir, comme avant, le fragment supérieur.

On peut arriver à la même démonstration à l'aide d'une expérience bien simple.

L'avant-bras étant étendu sur le bras, on enfonce perpendiculairement à la face postérieure de l'olécrâne une vrille, qu'on fait pénétrer jusqu'à ce qu'elle ait intéressé l'humérus. On a ainsi deux points fixes qui marquent avec précision les rapports normaux de l'olécrâne et de l'humérus dans l'extension. — On scie l'olécrâne immédiatement au-dessus de la perforation ; on étend l'avant-bras, et on voit que les deux trous de vrille n'ont pas cessé de se correspondre de la manière la plus exacte.

Pour arriver à établir une différence de 1 à 2 millimètres, il faut renverser violemment l'avant-bras en arrière.

Mais il est évident que, en pratiquant l'extension dans un but thérapeutique, on n'opère jamais ainsi. On étend purement et simplement l'avant-bras : on ne s'efforce pas de le renverser en arrière.

Il est certain qu'en agissant avec prudence on n'a nullement à redouter la pénétration du fragment inférieur dans la cavité olécrânienne.

Sur le cadavre, il suffit du ligament antérieur et du ligament latéral externe pour s'y opposer.

Sur le vivant, le biceps, et bien plus encore le brachial antérieur, doivent puissamment seconder l'effet des ligaments.

Cette double action doit être d'autant plus efficace qu'il n'en existe aucune autre en arrière qui puisse lutter contre elle.

Il n'y a donc pas lieu de partager la crainte exprimée par Desault.

La position recommandée par Desault ne peut pas réaliser l'affrontement exact qu'en attendait ce grand chirurgien. — Il ne me paraît pas non plus qu'on doive partager les espérances qu'il manifeste quand il dit, au sujet de la position de l'avant-bras entre la demi-flexion et l'extension : « Par elle, exactement affrontés, les fragments n'éprouveront aucun obstacle à leur réunion, qui sera prompte et uniforme ».

Je ne crois pas que dans cette position les fragments puissent jamais être exactement affrontés.

Il existe, en effet, entre eux, par le seul fait du quart de flexion, un intervalle que nous avons évalué, après plusieurs expériences, à 2 centimètres environ.

Pour le combler, il faudrait abaisser d'autant le fragment supérieur : or, s'il est difficile, comme on le dit, de faire descendre celui-ci quand il a été remonté par le triceps au-dessus de son niveau normal, combien ne doit-il pas être plus difficile encore de l'amener et de le maintenir à deux centimètres plus bas que sa position habituelle ? Le triceps, qui n'était pas allongé dans le premier cas, se trouve véri-tablement tiraillé dans le second, et doit incessamment tendre à séparer les fragments.

En admettant qu'on parvînt à les rapprocher, les frag-ments ne seraient pas pour cela dans un affrontement exact.

L'inférieur, en effet, se trouvant dirigé en arrière et en haut, il faudrait, pour un contact régulier, que le frag-ment supérieur fût poussé en sens inverse, c'est-à-dire en avant et en bas : or, il ne peut être poussé qu'en bas. Le triceps qui s'insère à sa partie la plus postérieure le fera toujours basculer en arrière, au lieu de le laisser s'infléchir en avant.

Il n'y a donc pas d'illusion à se faire : si l'avant-bras est fléchi, quelque soin que l'on mette à abaisser le fragment supérieur, on ne l'affrontera jamais régulièrement avec l'inférieur. Alors même qu'ils se toucheraient en avant, les deux fragments resteraient encore séparés en arrière par un écartement triangulaire, et l'affrontement exact annoncé par Desault ne se réaliserait pas.

La consolidation venant à se faire en un pareil état, on ne pourrait évidemment avoir « de réunion uniforme ». Le fragment supérieur serait incliné sur l'inférieur, et séparé de lui par une substance intermédiaire. L'olécrâne, se trou-vant par suite allongé et recourbé en avant, rencontrerait trop vite sa cavité de réception, et empêcherait, suivant l'observation de David, l'extension de l'avant-bras.

Conclusion. — 1° Dans les fractures transversales de l'olécrâne, le déplacement du fragment supérieur est très-rare; — quand il existe, il est presque toujours fort peu considérable ;

2° Quand les deux fragments sont séparés par un certain intervalle, cela tient presque toujours à ce que l'avant-bras est fléchi sur le bras : dans cette position, ce n'est pas le fragment supérieur qui s'éloigne : il reste le plus souvent en place, au lieu de se laisser entraîner par les contractions du triceps, dont on a si fâcheusement exagéré l'influence ; c'est le fragment inférieur qui descend et s'éloigne par le fait même de la flexion ;

3° On rencontre plus souvent qu'on ne le croit en général des fractures de l'olécrâne sans écartement des fragments;

4° Quand un écartement se produit, il ne présente pas toujours le même caractère : il varie suivant que tel ou tel ligament a été déchiré ;

5° Parmi les ligaments qui s'opposent au déplacement en haut du fragment supérieur, le faisceau supérieur ou olé-crânien du ligament latéral interne de l'articulation du coude est le plus important et le dernier à rompre;

6° En étendant l'avant-bras sur le bras, on ne s'expose pas, comme le croyait Desault, à la formation d'un cal irrégulier et susceptible de gêner les mouvements du coude : c'est le contraire qu'il faut admettre ;

7° L'extension permet seule de placer avec exactitude les deux fragments en rapport; — elle peut être maintenue sans douleur et sans trop de gêne à l'aide d'un appareil inamovible ; — elle n'expose pas à l'ankylose du coude ;

8° La présence d'un tissu ligamenteux entre les fragments n'est pas aussi complètement dépourvue d'inconvénients qu'on a bien voulu le dire ;

9° Dans les fractures transversales de l'olécrâne, le meilleur traitement consiste à appliquer un appareil qui maintienne l'avant-bras franchement étendu sur le bras.

BARDINET.

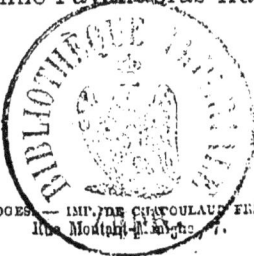

LIMOGES. — IMP. DE CHAPOULAUD FRÈRES.
Rue Montant-Manigne.